Sopa de manzana y calabaza...................
Arroz de coliflor con cilantro y limón...........
Puré de frijoles 7
Cremosa sopa de patatas con puerros 8
Curry con espinacas y lentejas 9
Espárragos al vapor 10
Sencillas migas de manzana 11
Patatas dulces al vapor 12
Sopa de zanahoria lisa 13
Arroz integral 14
Coles de Bruselas simples y al vapor 15
Arroz con guisantes 16
Arroz con Frijoles Negros Lisos 17
Guisantes y risotto de maíz 18
Pasta de espinacas con guisantes 19
Sopa fina de coliflor de brócoli 20
Sopa fina de apio 21
Sopa fina de camote con zanahorias 22
Sopa de tomate fino 23
Verduras finas al vapor 24
Risotto fino de coco de almendras 25
Gachas de desayuno 26
Quinua de desayuno 27
Arroz con leche de desayuno 28
Cuñas de papa al vapor 29

Pimiento relleno	30
Pimientos de Okras cocidos	31
Curry mixto de verduras	32
Risotto de champiñones con cebada	33
Patatas con especias	34
Lentilacos sin gluten	35
Minestrone sin gluten	36
Avena sin gluten con coco	37
Polenta sin gluten	38
Gachas sin gluten	39
Las judías verdes son fáciles de hacer	40
Frijoles verdes con setas	41
Avena con manzanas y arándanos rojos	42
Avena con fresas	43
Avena con arándanos	44
Avena con nuez y plátano	45
Avena con melocotón	46
Sopa de espinacas y lentejas corpulentas	47
Gachas de mijo	48
Sopa de zanahoria y jengibre	49
Sopa de zanahoria	50
Mezcla de papa, zanahoria y maíz	51
Puré de patatas con ajo	52
Ensalada de patatas de la olla a presión	53
Sopa de patatas con puerros	54

Garbanzos con tomate	55
Garbanzos al curry con patatas	56
Frijoles rojos con arroz	57
Cactáceas de ajo	58
Ajo Pastinaccio Gratinado	59
Arroz al ajillo	60
Habas de Tomate al Ajo	61
Sopa de coles y lentejas	62
Arroz de Aguacate	63
Deliciosa salsa de manzana	64
Deliciosa sopa de zanahoria con patatas	65
Delicioso risotto de patata a la plancha	66
Calabaza con puré de manzana	67
Calabaza con gachas de avena	68
Sopa de calabaza con pimentón	69
Sabrosos fideos con queso	70
Deliciosa Pasta Vegetariana	71
Arroz delicioso	72
Sabroso brócoli al vapor	73
Sabroso desayuno en la quinua	74
Arroz de lente	75
Tazón de Arroz con Lente	76
Frijoles mongoles con arroz	77
Quinua de éxito perfecto	78
Risotto de champiñones	79

- Repollo rojo agridulce 80
- Patatas calientes con maíz 81
- Frijoles negros calientes con chile quinoa 82
- Pasta rápida y fácil 83
- Ensalada rápida de Quinoa y col rizada 84
- Arroz rápido con limón 85
- Gratinado de batata rápida 86
- Risotto rápido y fácil 87
- Frijoles al horno caseros 88
- Salsa Casera 89
- Calabaza de espagueti hecha fácil 90
- Guisantes partidos curry 91
- Sopa de guisantes partidos 92
- Arroz español 93
- Risotto de calabaza y espinaca 94
- Baño de espinacas y alcachofas 95
- Arroz dulce integral 96
- Estofado de batata al horno 97
- Espaguetis dulces 98
- Tofu con brócoli y calabacines 99
- Sopa de frijoles con apio 100
- Puré de verduras 101
- Arroz Jalapeno picante 102
- Fideos de calabacín con ajo 103
- Sopa de cebolla con patatas 104

6 porciones - tiempo requerido: 25 minutos

Sopa de manzana y calabaza

Ingredientes

500 g de calabaza de butternut, pelada y cortada en cubitos

1 cucharada de aceite de oliva

1l caldo de verduras

1 cucharadita de jengibre en polvo

1 manzana, pelada y cortada en rodajas

Información nutricional por porción
100 calorías
3,4g Grasa
14,8g Carbohidratos
6g de azúcar
4,1g proteína

- Poner el aceite de oliva en una cacerola y saltear.
- Cuando el aceite esté caliente, añadir la calabaza y freír durante 5 minutos.
- Añada los ingredientes restantes y mezcle bien.
- Cerrar la tapa y cocinar durante 10 minutos a alta presión.
- Abrir con el método de agua fría.
- Purifica la sopa.
- Servir caliente y disfrutar.

4 porciones - tiempo requerido: 25 minutos

Arroz de coliflor con cilantro y limón

Ingredientes
250 ml de agua
500 g de coliflor
zumo de limón
4 cucharadas de cilantro molido
1 pizca de pimentón en polvo
Un cuarto de cucharadita de cúrcuma, molida
Un cuarto de cucharadita de semillas de alcaravea
Media cucharada de perejil
2 cucharadas de aceite de oliva
1 pizca de sal

Información nutricional por porción
90 calorías
7,2g Grasa
6,3g Carbohidratos
2,7 g de azúcar
2,3g proteína

- Lave la coliflor y córtela en ramilletes individuales.
- Coloque la rosa en el inserto humeante. Añadir agua a la sartén.
- Cerrar la tapa y cocinar durante 1 minuto.
- Abrir con el método de agua fría.
- Ponga la coliflor en un plato y déjela a un lado. Retire el agua de la olla.
- Poner el aceite de oliva en una sartén y calentarlo. Coliflor estomacal al lado.
- Cuando el aceite esté caliente, añadir la coliflor y saltear durante un minuto.
- Añada los ingredientes restantes. Saltear durante dos minutos y revolver constantemente.
- Refine el arroz de coliflor con jugo de limón y sirva.

4 porciones - tiempo requerido: 40 minutos

Puré de frijoles

Ingredientes
200 g de judías pintas, enjuagadas
Media cucharadita de semillas de alcaravea
1 cucharadita de orégano
500 ml de agua
500 ml de caldo de verduras
Media jalapeño-paprika, en trozos
2 dientes de ajo molidos
Media cebolla, picada en cubitos
Media cucharada de aceite de oliva
1 pizca de sal
1 pizca de pimienta

Información nutricional por porción
212 calorías
3,1g Grasa
32,9g Carbohidratos
2g de azúcar
13,1g proteína

- Calentar el aceite de oliva en una sartén.
- Cuando esté caliente freír las cebollas, las jalapeñas paricas y el ajo.
- Añada el resto de los ingredientes y mezcle bien.
- Cierre la tapa y cocine por 30 minutos.
- Deje que la presión escape normalmente.
- Triturar la mezcla de frijoles en un recipiente.
- Sazone con sal y pimienta.
- Servir caliente y disfrutar.

4 porciones - tiempo requerido: 25 minutos

Cremosa sopa de patatas con puerros

Ingredientes
2 papas, peladas y cortadas en cubitos
600 ml de caldo de verduras
1 hoja de laurel
Media cucharadita de orégano
1 puerro en rama, picado
1 cucharada de aceite de oliva
120 ml de leche de coco
2 ramitas de tomillo
3 dientes de ajo molidos
1 pizca de sal

Información nutricional por porción
190 calorías
11g Grasa
22 g de carbohidratos
3,2 g de azúcar
3g proteína

- Añada el aceite de oliva y el puerro a la sartén y sude brevemente.
- Añadir sal y ajo. Saltear un minuto.
- Añadir las patatas, caldo de verduras, laurel, orégano y tomillo. Revuelva bien.
- Cerrar la tapa y cocinar durante 8 minutos a alta presión.
- Abrir con el método de agua fría.
- Retirar las hojas de laurel y hacer puré el resto del contenido.
- Añada la leche de coco y mezcle bien.
- Servir caliente.

6 porciones - tiempo requerido: 30 minutos

Curry con espinacas y lentejas

Ingredientes
1kg de espinaca joven, picada
1 cebolla picada
2 cucharadas de aceite de oliva
1 pizca de pimienta de cayena
1 cucharadita de cúrcuma
1 cucharadita de cilantro
1 cucharadita de semillas de alcaravea
1 patata, cortada en cubitos
750 ml de caldo de verduras
3 dientes de ajo molidos
1 pizca de sal

Información nutricional por porción
275 calorías
5,2g Grasa
43 g de carbohidratos
2,1 g de azúcar
14,9g proteína

- Saltee el aceite de oliva y las cebollas en una cacerola durante 5 minutos.
- Añada el ajo y mezcle durante 30 segundos.
- Añadir la pimienta de cayena, cúrcuma, cilantro y semillas de alcaravea. Mezclar bien.
- Añadir las patatas, el caldo de verduras, las lentejas y la sal. Mezclalo todo.
- Cerrar la tapa y cocinar durante 10 minutos a alta presión.
- Abrir con el método de agua fría.
- Añada la espinaca. Revuelva bien.
- Servir caliente. El arroz es ideal como guarnición.

4 porciones - tiempo requerido: 10 minutos

Espárragos al vapor

Ingredientes
500 g de espárragos pelados

1 cucharada de cebolla en polvo

2 cucharadas de aceite de oliva virgen extra

250 ml de agua

1 pizca de pimienta

1 pizca de sal

Información nutricional por porción
84 calorías
7g Grasa
4,5g Carbohidratos
2g de azúcar
2,4g proteína

- Ponga agua en la olla. Coloque el inserto de cocción al vapor en la olla.
- Poner los espárragos en ella y rociar con aceite de oliva.
- Añada la cebolla en polvo a la mezcla y colóquela encima.
- Cierre la tapa y cocine al vapor durante 2-5 minutos.
- Abrir con el método de agua fría.
- Sazone con sal y pimienta.
- Sirviendo.

4 porciones - tiempo requerido: 15 minutos

Sencillas migas de manzana

Ingredientes
4 manzanas, peladas y en cubitos
1 pizca de sal
150 ml de agua
1 pizca de nuez moscada
75g de avena
40g de azúcar de coco
30 g de harina
4 cucharadas de mantequilla vegetariana
1 cucharada de jarabe de arce
2 cucharadas de canela

Información nutricional por porción
334 calorías
13,1g Grasa
54,9g Carbohidratos
31,1 g de azúcar
3,6g proteína

- Pon las manzanas en la olla.
- Espolvorear con nuez moscada y canela. Añada jarabe de arce y agua. Mezclalo todo.
- Caliente la mantequilla en una sartén. Mezclar la mantequilla derretida con la calabaza, sal, avena y harina.
- Adornar la mezcla de manzana con la mezcla de mantequilla.
- Cerrar la tapa y dejar hervir durante 8 minutos a alta presión.
- Deje que la presión escape normalmente.
- Sirviendo. Opcional: Añadir un poco de helado.

4 porciones - tiempo requerido: 15 minutos

Patatas dulces al vapor

Ingredientes
500 gr. de batatas dulces
250 ml de agua

- Ponga agua en una cacerola y ponga el vapor de agua en ella.
- Pelar las patatas y colocarlas en una bandeja de cocción al vapor.
- Cierre la tapa y cocine al vapor durante 10 minutos.
- Deje que la presión escape normalmente y abra la tapa.
- Servir caliente y disfrutar.

Información nutricional por porción
134 calorías
0,2g Grasa
32 g de carbohidratos
0,6 g de azúcar
1,7g proteína

6 porciones - tiempo requerido: 20 minutos

Sopa de zanahoria lisa

Ingredientes
500 g de patatas, peladas y cortadas en cubitos
350 g de puerros picados
1,2 l de agua
12 zanahorias, en rodajas pequeñas
1 pizca de pimienta
1 pizca de sal

- Agregue los ingredientes a la cacerola.
- Cierre la tapa y cocine por 12 minutos.
- Abrir con el método de agua fría.
- Haga puré hasta formar una masa uniforme y cremosa.
- Sirviendo.

Información nutricional por porción
144 calorías
0,4g Grasa
32,9g Carbohidratos
4,7 g de azúcar
3,4g proteína

6 porciones - tiempo requerido: 25 minutos

Arroz integral

Ingredientes
450 g de arroz integral
600 ml de agua

- Ponga agua y arroz en la olla.
- Cerrar la tapa y cocer a alta presión durante 22 minutos.
- Abrir con el método de agua fría.
- Servir caliente.

Información nutricional por porción
229 calorías
1,7g Grasa
48,2g Carbohidratos
0 g de azúcar
4,8g proteína

4 porciones - tiempo requerido: 10 minutos

Coles de Bruselas simples y al vapor

Ingredientes
500 g de coles de Bruselas

4 cucharadas de piñones

250 ml de agua

Un chorrito de aceite de oliva

1 pizca de pimienta

1 pizca de sal

- Ponga agua en la olla.
- Añadir las coles de Bruselas en la inserción humeante.
- Cerrar la tapa y dejar hervir durante 3 minutos a alta presión.
- Abrir con el método de agua fría.
- Salpimentar a gusto con sal, pimienta y aceite de oliva.
- Esparza los piñones por encima y sirva.

Información nutricional por porción
107 calorías
6,3g Grasa
11,4g Carbohidratos
2,8 g de azúcar
5g proteína

2 porciones - tiempo requerido: 25 minutos

Arroz con guisantes

Ingredientes
110 g de arroz

75 g de guisantes

500 ml de caldo de verduras

2 cucharadas de mantequilla vegetariana

1 cebolla picada

25g de queso parmesano vegetariano

1 pizca de pimienta

Información nutricional por porción
334 calorías
12,6g Grasa
48,6g Carbohidratos
5g de azúcar
6,8g proteína

- Saltee 3/2 cucharadas de mantequilla en una cacerola.
- Una vez derretida la mantequilla, añadir la cebolla y freír hasta que esté translúcida.
- Añada el arroz y revuelva hasta que se dore ligeramente.
- Añada los guisantes y el caldo de verduras. Revuelva bien.
- Cerrar la tapa y cocinar durante 8 minutos a alta presión.
- Deje que la presión escape normalmente.
- Añadir el resto de la mantequilla, pimienta y parmesano.
- Espere un minuto para que el queso y la mantequilla se derritan.
- Revuelva y sirva.

6 porciones - tiempo requerido: 50 minutos

Arroz con Frijoles Negros Lisos

Ingredientes
450 gr. de arroz

400g de judías negras secas

2l de agua

3 dientes de ajo molidos

1 cebolla picada

Media cucharadita de aceite de oliva

1 pizca de sal

Información nutricional por porción
468 calorías
2,5g Grasa
92,5g Carbohidratos
2,5 g de azúcar
18,8g proteína

- Calentar el aceite de oliva en una cacerola.
- Saltee las cebollas y el ajo en ella tan pronto como esté caliente.
- Añada el resto de los ingredientes y mezcle bien.
- Cierre la tapa y cocine por 30 minutos.
- Deje que la presión escape normalmente.
- Revuelva bien y sirva.

4 porciones - tiempo requerido: 15 minutos

Guisantes y risotto de maíz

Ingredientes
225g Arroz arborioreal
90 g de maíz
75 g de guisantes
1 pimiento rojo, picado en cubitos
750 ml de caldo de verduras
1 cucharada de aceite de oliva virgen extra
2 dientes de ajo molidos
1 cebolla picada
1 mezcla de especias
1 pizca de pimienta
1 pizca de sal

Información nutricional por porción
260 calorías
4,1g Grasa
50 g de carbohidratos
4,9 g de azúcar
5,7g proteína

- Poner el aceite de oliva en una sartén y calentarlo.
- Saltee las cebollas y el ajo en ella durante 4 minutos tan pronto como esté caliente.
- Añada el arroz y mezcle bien.
- Cuando forme una masa homogénea, añadir el resto de los ingredientes y mezclar.
- Cerrar la tapa y cocinar durante 8 minutos a alta presión.
- Abrir con el método de agua fría.
- Revuelva y sirva.

4 porciones - tiempo requerido: 30 minutos

Pasta de espinacas con guisantes

Ingredientes
250 gr. de pasta
2 zanahorias, peladas y cortadas
Un cuarto de cebolla tierna, cortada en rebanadas finas de oblea
Un cuarto de cucharadita de Pul Biber (pimentón caliente en polvo)
1 cucharadita de jengibre
450 g de espinaca bebé, cortada en forma de mordida
150 g de guisantes
240 g de champiñones, picados
3 dientes de ajo molidos
3 cucharadas de coconutamino (salsa de coco y especias)
500 ml de caldo de verduras
1 pizca de sal
1 pizca de pimienta

- Poner todos los ingredientes excepto las espinacas en la cacerola. Revuelva bien.
- Cerrar la tapa y dejar hervir a alta presión.
- Deje que la presión escape normalmente.
- Añada la espinaca y mezcle durante cuatro minutos. Si es necesario, deje la estufa a fuego lento.
- Servir caliente.

Información nutricional por porción
246 calorías
2,4g Grasa
43,3g Carbohidratos
5g de azúcar
13,5g proteína

6 porciones - tiempo requerido: 50 minutos

Sopa fina de coliflor de brócoli

Ingredientes
500 g de coliflor, en ramilletes
1 patata, pelada y cortada en cubos
200 g de brócoli
1l caldo de verduras
Un cuarto de cucharadita de tomillo
1 pizca de pimienta
1 cucharadita de ajo en polvo
3/2 cucharaditas de vinagre de sidra
2 cucharadas de jugo de limón
70 g de levadura
120 ml de leche de almendras, sin azúcar
1 cebolla picada
2 barritas de apio
50g de zanahorias, cortadas en rodajas
1 pizca de sal y pimienta

Información nutricional por porción
274 calorías
10g Grasa
32,5g Carbohidratos
7,8 g de azúcar
19,3g proteína

- Poner las patatas, zanahorias, apio y coliflor en una cacerola.
- Añada el caldo de verduras y cierre la tapa. Cocine durante 4 minutos a alta presión.
- Deje que la presión escape normalmente.
- Purifique el contenido en una cacerola.
- Añada el resto de los ingredientes y mezcle bien.
- Saltee el plato entero de nuevo durante 5 minutos hasta que el brócoli esté listo.
- Disfruta.

4 porciones - tiempo requerido: 40 minutos

Sopa fina de apio

Ingredientes
500 g de apio picado

Media cucharadita de eneldo

500 ml de caldo de verduras

250 ml de leche de coco

1 cebolla picada

1 pizca de sal

- Poner los ingredientes en una cacerola.
- Cierre la tapa y cocine por 25 minutos. Cuando utilice un procesador de alimentos: seleccione la función sopa y cocine.
- Abrir con el método de agua fría.
- Purgue hasta formar una masa uniforme.
- Servir caliente.

Información nutricional por porción
189 calorías
15, g Grasa
10,2g Carbohidratos
5,2 g de azúcar
5g proteína

4 porciones - tiempo requerido: 15 minutos

Sopa fina de camote con zanahorias

Ingredientes
1kg de batatas dulces
2 zanahorias, cortadas
2 cebollas, picadas en cubitos
70 g de almendras
1 rama de canela
1 cucharada de curry en polvo
1 cucharada de jengibre molido
1 pizca de pimienta
1 pizca de sal

- Añada todos los ingredientes excepto las almendras a la cacerola.
- Cerrar la tapa y cocinar durante 6 minutos a alta presión.
- Abrir con el método de agua fría.
- Purgue el contenido.
- Adornar con la almendra.
- Disfruta.

Información nutricional por porción
311 calorías
0,7g Grasa
73,4g Carbohidratos
5,1 g de azúcar
4,6g proteína

4 porciones - tiempo requerido: 30 minutos

Sopa de tomate fino

Ingredientes
800 g de tomates, cortados en rodajas
1 cucharada de vinagre balsámico
1 cucharada de albahaca seca
2 cucharaditas de perejil seco
750 ml de caldo de verduras
2 cucharadas de pasta de tomate
1 cucharada de aceite de oliva
1 cebolla picada
1 pizca de pimienta
1 pizca de sal

Información nutricional por porción
95 calorías
4,1g Grasa
13,4g Carbohidratos
8,6 g de azúcar
3,1g proteína

- Caliente el aceite en una cacerola.
- Cuando el aceite esté caliente, añadir la cebolla y saltear.
- Añada el puré de tomate y mezcle durante 2 minutos.
- Añada el resto de los ingredientes excepto el vinagre.
- Cerrar la tapa y dejar hervir durante 10 minutos a alta presión.
- Abrir con el método de agua fría.
- Añada el vinagre y mezcle bien.
- Purifica la sopa.
- Disfrute de caliente y delicioso caliente.

4 porciones - tiempo requerido: 30 minutos

Verduras finas al vapor

Ingredientes
750 g de patatas, peladas y cortadas en cubitos
2 zanahorias, peladas y cortadas
1 raíz de apio, picada
1 puerro picado
1 cucharada de aceite de oliva
1 cucharada de almidón de maíz
Media cucharadita de salsa Worcestershiresauce
1 champiñón cultivado, picado
Media cucharadita de hierbas de Provenza
500 ml de caldo de verduras
75 g de guisantes
1 pizca de sal
1 pizca de pimienta

Información nutricional por porción
120 calorías
1,4g Grasa
24,9g Carbohidratos
5,3 g de azúcar
3,5g proteína

- Saltee el aceite de oliva y los champiñones en una cacerola durante dos minutos.
- Agregue el apio, las papas, las zanahorias, la salsa Worcestershiresauce, las hierbas, el caldo de verduras, la pimienta y la sal. Mezcle todo bien.
- Cierre la tapa y cocine suavemente durante 10 minutos a baja presión.
- Deje que la presión escape normalmente y abra la tapa.
- Añadir el almidón y los guisantes. Revuelva bien y sofría durante un minuto.
- Servir caliente.

4 porciones - tiempo requerido: 25 minutos

Risotto fino de coco de almendras

Ingredientes
225g Arroz arborioreal
2 cucharadas de almendras asadas
2 cucharadas de copos de coco
1 cdta. de extracto de vainilla
50g de azúcar de coco
250 ml de leche de coco
500 ml de leche de almendras

- Saltear la leche de almendras y coco en una cacerola.
- Cuando la leche esté hirviendo, añadir el arroz. Revuelva bien.
- Cerrar la tapa y cocinar durante 5 minutos a alta presión.
- Deje que la presión escape normalmente.
- Agregue el resto de los ingredientes y mezcle todo junto.
- Servir caliente.

Información nutricional por porción
614 calorías
45,5g Grasa
48,9g Carbohidratos
6,4 g de azúcar
8g proteína

2 porciones - tiempo requerido: 15 minutos

Gachas de desayuno

Ingredientes
80g de avena
1 pizca de nuez moscada
Media cucharadita de mezcla de especias
1 cucharadita de canela molida
450 ml de agua
1 manzana, pelada y cortada en trozos

- Añada los ingredientes en una olla a presión y mezcle bien.
- Cerrar bien y dejar hervir durante 3 minutos a presión.
- Apague la estufa o olla y espere hasta que la presión haya bajado. Entonces abre la tapa.
- Mezcle bien y sirva con leche vegetal como sustituto de la leche.

Información nutricional por porción
140 calorías
2g Grasa
30 g de carbohidratos
12 g de azúcar
3g proteína

6 porciones - tiempo requerido: 15 minutos

Quinua de desayuno

Ingredientes
260 g de Quinoa

2 cucharadas de jarabe de arce

600 ml de agua

Media cucharadita de vainilla

1 pizca de canela

Almendras, cortadas por la mitad

- Añada todos los ingredientes excepto las almendras a la cacerola.
- Cerrar la tapa y cocer un minuto a alta presión.
- Abrir con el método de agua fría.
- Servir con almendras como decoración.

Información nutricional por porción
176 calorías
2,2g Grasa
32 g de carbohidratos
4,2 g de azúcar
6,1g proteína

6 porciones - tiempo requerido: 30 minutos

Arroz con leche de desayuno

Ingredientes
225 gr. de arroz

1 cdta. de extracto de vainilla

1 pizca de sal

4 cucharadas de jarabe de arce

200ml de crema de coco

300 ml de agua

500 ml de leche de almendras

Información nutricional por porción
402 calorías
26,5g Grasa
40 g de carbohidratos
11,7 g de azúcar
4,7g proteína

- Poner el arroz, el jarabe de arce, la leche de almendras, el agua y la sal en la olla a presión. Mezclar bien.
- Cierre la tapa y cocine por 20 minutos. Si está utilizando un procesador de alimentos, seleccione la función "Gachas".
- Deje que la presión escape normalmente y abra la tapa.
- Añadir la vainilla y la crema de coco. Revuelva hasta que todo se haya mezclado bien.
- Servir caliente y disfrutar.

4 porciones - tiempo requerido: 20 minutos

Cuñas de papa al vapor

Ingredientes
750 patatas cocidas en harina, cortadas en trozos pequeños
250 ml de caldo de verduras
1 pizca de pimentón en polvo
1 cucharadita de ajo en polvo
Media cucharadita de cebolla en polvo
4 cucharadas de aceite de oliva
1 pizca de pimienta
1 pizca de sal

- Calentar el aceite de oliva en una cacerola.
- Cuando el aceite esté caliente, añadir las patatas y dejarlas hervir durante 6 minutos.
- Añada el resto de los ingredientes y mezcle bien.
- Cerrar la tapa y cocinar durante 6 minutos.
- Abrir la tapa con el método de agua fría.
- Servir caliente y disfrutar.

Información nutricional por porción
251 calorías
14,5g Grasa
27,8g Carbohidratos
2,4 g de azúcar
4,2g proteína

4 porciones - tiempo requerido: 25 minutos

Pimiento relleno

Ingredientes
4 pimientos
2 cucharadas de ajo en polvo
750 ml de caldo de verduras
200g de queso vegetariano
170 g de Quinoa
200 g de judías blancas, remojadas durante la noche

Información nutricional por porción
405 calorías
4,4g Grasa
70,4g Carbohidratos
8,6 g de azúcar
23,4g proteína

- Añadir caldo de verduras, ajo en polvo, quinua y frijoles a la sartén.
- Cerrar la tapa y cocinar durante 8 minutos a alta presión.
- Abrir con el método de agua fría.
- Cortar el pimiento por la mitad y lavarlo. Retire los núcleos. Rellenar con la mezcla cocida.
- Enjuague la olla a presión.
- Añada los pimientos rellenos a la sartén y cocine a fuego lento durante 6-8 minutos.
- Servir caliente.

4 porciones - tiempo requerido: 20 minutos

Pimientos de Okras cocidos

Ingredientes
500 ml de caldo de verduras
2 cucharadas de salsa de soja
2 calabacines, rebanados
3 dientes de ajo molidos
75 g de setas, cortadas por la mitad
200 g de judías rojas, remojadas durante la noche
1 Okras, picadas
2 cucharadas de aceite de oliva virgen extra

- Ponga todos los ingredientes en una cacerola y mezcle bien.
- Cerrar la tapa y cocinar durante 8 minutos a alta presión.
- Deje que la presión escape normalmente.
- Revuelva bien y sirva.

Información nutricional por porción
254 calorías
7,9g Grasa
36,1g Carbohidratos
5,3 g de azúcar
13g proteína

6 porciones - tiempo requerido: 6 horas 10 minutos

Curry mixto de verduras

Ingredientes
200g garbanzos, remojados
300 g de calabaza, cortada en cubitos
1 cucharada de ajo en polvo
1 cucharadita de chile en polvo
1 cucharada de polvo de alcaravea en polvo
500 ml de caldo de verduras
70 g de col, picada
500 ml de leche de coco
3 dientes de ajo molidos
1 cebolla picada
3 cucharadas de aceite de oliva
1 cucharadita de pimienta

Información nutricional por porción
425 calorías
28,9g Grasa
35,7g Carbohidratos
8,7 g de azúcar
11,5g proteína

- Agregue los ingredientes a la cacerola y mezcle bien.
- Cierre la tapa y cocine a fuego lento durante 6 horas.
- Servir caliente. El arroz como guarnición.

4 porciones - tiempo requerido: 40 minutos

Risotto de champiñones con cebada

Ingredientes
250 g de cebada
150 g de champiñones, cortados y salteados
60 ml de vino blanco
750 ml de caldo de verduras
2 dientes de ajo molidos
1 cebolla picada
75 g de setas silvestres comestibles, remojadas y cortadas
4 cdas. de pasta de efectivo
1 cdta. de romero seco
1 cucharada de aceite de oliva
1 pizca de pimienta
1 pizca de sal

Información nutricional por porción
232 calorías
4,9g Grasa
39,8g Carbohidratos
2,7 g de azúcar
8,1g proteína

- Calentar el aceite de oliva en una cacerola.
- Cuando el aceite esté caliente, añadir el ajo, la cebolla, la pimienta y la sal. Revuelva y sofría durante 3 minutos.
- Añadir los champiñones ablandados, el romero y el tomillo. Mezclalo todo.
- Añada el vino blanco y cocine a fuego lento hasta que el líquido sea absorbido.
- Añadir caldo de verduras y cebada. Mézclalo todo.
- Cerrar la tapa y dejar hervir durante 15 minutos a alta presión.
- Abrir con agua fría.
- Añada los champiñones salteados con la pasta de anacardo. Mezclar bien.
- Servir y disfrutar.

4 porciones - tiempo requerido: 25 minutos

Patatas con especias

Ingredientes
700g de patatas (pequeñas)

250 ml de agua

3 dientes de ajo

1 rama de romero

5 cucharadas de aceite de oliva

1 pizca de pimienta

1 pizca de sal

Información nutricional por porción
252 calorías
18g Grasa
22 g de carbohidratos
0 g de azúcar
4,5g proteína

- Calentar el aceite de oliva en una cacerola.
- Cuando el aceite esté hirviendo, añadir el romero, las patatas y el ajo. Saltear durante 10 minutos.
- Añadir el agua, cerrar la tapa y hervir durante 10 minutos.
- Retire la presión con el método de agua fría y abra cuidadosamente la tapa.
- Espolvorear las patatas con pimienta y sal y servir tibias.

4 porciones - tiempo requerido: 25 minutos

Lentilacos sin gluten

Ingredientes
400g Lentejas marrones, secas
Media cucharadita de semillas de alcaravea
1 cucharadita de ajo en polvo
1 cucharadita de cebolla en polvo
1 cucharadita de chile en polvo
120 ml de salsa de tomate
1l agua
1 cucharadita de sal

- Añada los ingredientes a la cacerola y mezcle bien hasta que todo esté homogéneo.
- Cerrar la tapa y cocinar durante 15 minutos.
- Abrir con el método de agua fría.
- Revuelva bien y sirva.

Información nutricional por porción
354 calorías
1,3g Grasa
61 g de carbohidratos
4g de azúcar
25,5g proteína

4 porciones - tiempo requerido: 30 minutos

Minestrone sin gluten

Ingredientes
800 g de tomates, cortados en rodajas
100 g de pasta sin gluten
110 gr. de espinaca
1 hoja de laurel
1 l caldo de verduras
1 lata de judías marinas, cocidas
1 cucharadita de albahaca
1 cucharadita de orégano
2 dientes de ajo molidos
1 zanahoria, picada
1 cebolla picada
2 palitos de apio, cortados
2 cucharadas de aceite de oliva virgen extra

Información nutricional por porción
463 calorías
9,6g Grasa
69,1g Carbohidratos
10,1 g de azúcar
29g proteína

- Calentar el aceite de oliva en una cacerola.
- Cuando esté caliente, agregar la cebolla, el ajo, el apio y las zanahorias. Salteado.
- Añadir pimienta, orégano y albahaca. Revuelva bien.
- Añada los tomates, la pasta, la hoja de laurel, las espinacas y el caldo de verduras. Revuelva bien.
- Cerrar la tapa y hervir durante 6 minutos a alta presión.
- Abrir con el método de agua fría.
- Añada los frijoles hervidos y mezcle bien.
- Disfrute de caliente y delicioso caliente.

6 porciones - tiempo requerido: 15 minutos

Avena sin gluten con coco

Ingredientes
200g de avena

2 cucharadas de azúcar de coco

Media cucharadita de canela

Un cuarto de cucharadita de extracto de vainilla

1l de leche de coco, sin edulcorante

1 pizca de sal

- Agregue los ingredientes a la cacerola y mezcle bien.
- Cerrar la tapa y dejar hervir durante 4 minutos a alta presión.
- Deje que la presión escape normalmente.
- Mezclar bien y servir.

Información nutricional por porción
472 calorías
39,9g Grasa
27,5g Carbohidratos
5,6 g de azúcar
7,3g proteína

3 porciones - tiempo requerido: 30 minutos

Polenta sin gluten

Ingredientes
80 g de sémola de maíz, sin gluten

Media cucharadita de mantequilla tierna

250 ml de leche de almendras

250 ml de agua

1 pizca de sal

Información nutricional por porción
276 calorías
19,3g Grasa
24,7g Carbohidratos
2,9 g de azúcar
3,8g proteína

- Añadir la leche de almendras, el agua y la sal a la sartén y calentar.
- Cuando hierva la mezcla, vierta lentamente la sémola de maíz y mezcle bien.
- Cerrar la tapa y cocinar durante 5 minutos a alta presión.
- Deje que la presión escape normalmente y abra.
- Saltee la mezcla suavemente hasta que todo el líquido haya sido absorbido.
- Revuelva bien y sirva.

2 porciones - tiempo requerido: 25 minutos

Gachas sin gluten

Ingredientes
85 g de trigo sarraceno

Un cuarto de cucharadita de extracto de vainilla

Media cucharadita de canela

2 cucharadas de pasas de uva

Medio plátano, pelado y cortado

350 ml de leche de almendras

Información nutricional por porción
571 calorías
44g de grasa
45,6g Carbohidratos
15,8 g de azúcar
8,5g proteína

- Poner los ingredientes en una cacerola y mezclar bien.
- Cerrar la tapa y cocinar durante 5 minutos a alta presión.
- Deje que la presión escape normalmente y abra.
- Revuelva bien y sirva caliente.

2 porciones - tiempo requerido: 10 minutos

Las judías verdes son fáciles de hacer

Ingredientes
500 g de judías verdes

250 ml de agua

1 pizca de pimienta

1 pizca de sal

- Ponga agua en una cacerola.
- Coloque las judías verdes en el recipiente de cocción.
- Cocine por 1 minuto a alta presión.
- Abrir con el método de agua fría.
- Sazone al gusto con sal y pimienta.
- Disfruta.

Información nutricional por porción
70 calorías
0,3g Grasa
16,2g Carbohidratos
3,2 g de azúcar
4,1g proteína

4 porciones - tiempo requerido: 25 minutos

Frijoles verdes con setas

Ingredientes
500 g de judías verdes

100 g de champiñones, picados

120g de tofu puro como sustituto del quark

1 cebolla picada

2 cucharadas de mantequilla vegetariana

250 ml de caldo de verduras

Información nutricional por porción
109 calorías
6,2g Grasa
10,9g Carbohidratos
3,1 g de azúcar
4,2g proteína

- Caliente la mantequilla en una cacerola y derretir.
- Una vez derretida la mantequilla, añadir la cebolla y los champiñones y saltear durante tres minutos.
- Añada caldo de verduras, frijoles verdes y tofu en puré. Mezcle todo bien.
- Cerrar la tapa y cocinar durante quince minutos.
- Abrir con el método de agua fría.
- Revuelva y sirva.

6 porciones - tiempo requerido: 50 minutos

Avena con manzanas y arándanos rojos

Ingredientes
180g de avena
1 cdta. de extracto de vainilla
4 cucharadas de jarabe de arce
1 pizca de nuez moscada
1 cucharadita de canela en polvo
1 cucharadita de jugo de limón
2 cucharadas de aceite de coco
150 g de arándanos rojos
4 manzanas, picadas
750 ml de agua
500 ml de leche de almendras
1 pizca de sal

Información nutricional por porción
455 calorías
25,8g Grasa
55 g de carbohidratos
27,3 g de azúcar
5,9g proteína

- Engrasar la olla con aceite de coco.
- Añada todos los ingredientes excepto el extracto de vainilla, el jarabe de arce y la sal. remojar durante la noche.
- Al día siguiente, añadir jarabe de arce y sal. Mezclar bien.
- Cerrar la tapa y dejar hervir durante 40 minutos. Alternativamente, seleccione la función de gachas para el procesador de alimentos.
- Abrir con el método de agua fría.
- Añada la vainilla y mezcle bien.
- Servir caliente.

6 porciones - tiempo requerido: 6 horas 10 minutos

Avena con fresas

Ingredientes

200 g de fresas, cortadas en trozos pequeños

200g de avena

3 cucharadas de jarabe de arce

1 cucharada de extracto de vainilla

750 ml de leche de almendras

1 pizca de sal

- Poner los ingredientes en una cacerola y mezclar bien.
- Cierre la tapa y cocine a fuego lento durante 6 horas.
- Servir caliente.

Información nutricional por porción
439 calorías
32,8g Grasa
33,9g Carbohidratos
11,7 g de azúcar
6,5g proteína

3 porciones - gasto de tiempo: 50 minutos

Avena con arándanos

Ingredientes
50 g de arándanos azules
250 ml de leche de almendras
80g de avena
2 manzanas, peladas y cortadas en trozos
400 ml de agua
120 ml de yogur natural
2 cucharadas de jarabe de arce
1 pizca de nuez moscada
1 pizca de canela
2 cucharadas de mantequilla vegetariana
1 cdta. de extracto de vainilla
1 pizca de sal

Información nutricional por porción
357 calorías
12,2g Grasa
53,5g Carbohidratos
28,1 g de azúcar
9,3g proteína

- Engrasar la cacerola con mantequilla.
- Ponga los arándanos, manzanas, agua, yogur, avena, nuez moscada y canela en la cacerola. Revuelva bien y déjelo remojar toda la noche.
- Por la mañana, añadir sal y jarabe de arce. Cocine por 40 minutos.
- Abrir con el método de agua fría.
- Añadir la leche y la vainilla.
- Revuelva bien y sirva.

4 porciones - tiempo requerido: 20 minutos

Avena con nuez y plátano

Ingredientes
2 plátanos, triturados
200g de avena
1 cucharadita de canela en polvo
1 pizca de nuez moscada
1 cdta. de extracto de vainilla
800 ml de agua
65g de nuez de pacana
4 cucharadas de jarabe de arce
1 pizca de sal

- Añada a la sartén banana, avena, canela, nuez moscada, vainilla, agua y sal. Revuelva bien.
- Cerrar la tapa y dejar hervir durante 10 minutos. Ya no, de lo contrario la comida se puede quemar rápidamente.
- Deje que la presión escape normalmente.
- Añadir las pecanas y el jarabe de arce. Revuelva bien.
- Listo.

Información nutricional por porción
265 calorías
3g Grasa
55,3g Carbohidratos
19,7 g de azúcar
6g proteína

4 porciones - tiempo requerido: 15 minutos

Avena con melocotón

Ingredientes
200g de gachas de avena

1 cdta. de extracto de vainilla

1 melocotón, en trozos

1l agua

- Mezcle bien los ingredientes en la cacerola.
- Cerrar la tapa y dejar hervir durante tres minutos.
- Deje que la presión escape normalmente.
- Revuelva bien. Listo.

Información nutricional por porción
173 calorías
2,8g Grasa
31,3g Carbohidratos
4g de azúcar
5,7g proteína

4 porciones - tiempo requerido: 35 minutos

Sopa de espinacas y lentejas corpulentas

Ingredientes
200 g de lentejas marrones, lavadas
1100 gr. de espinaca
1l caldo de verduras
Media cucharadita de tomillo en polvo
1,5 cucharadita de cúrcuma
2 cucharadas de ajo molido
50g de apio, picado finamente
1 zanahoria, pelada y cortada en rodajas
1 cebolla picada
2 cucharaditas de aceite de oliva virgen extra
1 pizca de pimienta
1 pizca de sal

Información nutricional por porción
225 calorías
3,3g Grasa
36 g de carbohidratos
3g de azúcar
14g proteína

- Caliente el aceite en una cacerola.
- Añada la cebolla, el apio y las zanahorias al aceite caliente. Saltear durante 5 minutos.
- Añada el tomillo, la cúrcuma, las semillas de alcaravea, el ajo, la pimienta y la sal. Revuelva continuamente durante 1 minuto.
- Añada el caldo de verduras y mezcle bien.
- Añada las lentejas y mezcle durante 1 minuto.
- Cerrar la tapa y cocer durante 12 minutos a alta presión.
- Abrir la tapa con el método de agua fría.
- Añada la espinaca y mezcle bien.
- Servir caliente y disfrutar.

4 porciones - tiempo requerido: 25 minutos

Gachas de mijo

Ingredientes
200 g de mijo
1 cucharada de canela
1 cucharada de mantequilla vegetariana
1 cdta. de extracto de vainilla
1 cucharada de aceite de coco
3 cucharadas de jarabe de arce
2 tazas de crema
250 ml de agua

Información nutricional por porción
280 calorías
25,6g Grasa
12,3g Carbohidratos
9,1 g de azúcar
1,2g proteína

- Poner los ingredientes en una olla.
- Cerrar la tapa y dejar hervir durante dos minutos a alta presión.
- Deje que la presión escape normalmente.
- Mezclar bien y servir.

4 porciones - tiempo requerido: 6 horas 10 minutos

Sopa de zanahoria y jengibre

Ingredientes
5 zanahorias, ralladas
1 cucharada de ajo en polvo
1 cucharada de pimienta
750 ml de caldo de verduras
1 pieza de jengibre, pelado y cortado - 2-4cm grande, dependiendo del gusto

- Poner los ingredientes en una cacerola.
- Cierre la tapa y cocine a fuego lento durante 6 horas a baja presión y a fuego lento.
- Entonces hazlo todo puré.
- Servir caliente.

Información nutricional por porción
69 calorías
1,1g Grasa
10,2g Carbohidratos
4,8 g de azúcar
4,7g proteína

5 porciones - tiempo requerido: 20 minutos

Sopa de zanahoria

Ingredientes
500 g de zanahorias peladas y cortadas
1l caldo de verduras
120 ml de leche de coco
Un cuarto de cucharadita de cúrcuma
1 cucharadita de curry en polvo
1 cucharadita de ajo en polvo
1 cucharadita de jengibre molido
1 cebolla picada
1 cucharada de aceite de oliva
1 pizca de pimienta de cayena
1 pizca de sal

Información nutricional por porción
130 calorías
8,6g Grasa
13,4g Carbohidratos
6,4 g de azúcar
1,7g proteína

- Saltee el aceite de oliva y las cebollas en una cacerola durante cinco minutos.
- Añada las zanahorias y sofría durante tres minutos.
- Añadir caldo de verduras, cúrcuma, curry en polvo, ajo en polvo, sal, jengibre y pimienta de cayena. Mezclar bien.
- Cerrar la tapa y cocinar durante 10 minutos a alta presión.
- Abrir con el método de agua fría.
- Purifica la sopa.
- Añada la leche de coco y mezcle bien.
- Listo.

4 porciones - tiempo requerido: 25 minutos

Mezcla de papa, zanahoria y maíz

Ingredientes
1 patata grande, cortada en rodajas
175 g de maíz
1 diente de ajo molido
1 rama de apio en trozos
1 zanahoria, pelada y cortada en rodajas
1 cebolla picada
1,5 cdas. de almidón de maíz
750 ml de caldo de verduras
Media cucharadita de tomillo
1 cucharadita de aceite de oliva
1 pizca de sal
1 pizca de pimienta

Información nutricional por porción
159 calorías
1,8g Grasa
33,7g Carbohidratos
3,8 g de azúcar
4g proteína

- Calentar el aceite de oliva en una cacerola.
- Cuando el aceite esté caliente, añadir el ajo, el apio, la cebolla y las zanahorias. Saltear durante 3 minutos.
- Añadir caldo de verduras, papas, maíz y especias. Mezclando.
- Cerrar la tapa y dejar hervir durante 4 minutos a alta presión.
- Deje que la presión escape normalmente.
- Mezcle agua y almidón de maíz. Mezclar con la batidora y la mezcla de patatas.
- Dejar cocer a fuego lento durante 2 minutos.
- Revuelva y sirva.

4 porciones - tiempo requerido: 20 minutos

Puré de patatas con ajo

Ingredientes
4 papas, harina, picadas en cubos
4 cucharadas de perejil picado
150 ml de leche de soja
5 dientes de ajo molidos
250 ml de caldo de verduras
1 pizca de sal

- Añada el ajo, las patatas y el caldo de verduras a la sartén.
- Cerrar la tapa y cocinar durante 4 minutos a alta presión.
- Abrir con el método de agua fría.
- Ponga las patatas en un tazón. Añadir la leche de soja.
- Pata y puré.
- Añadir perejil y sal. Mezclar bien.
- Servir caliente.

Información nutricional por porción
179 calorías
1,1g Grasa
36,9g Carbohidratos
3,9 g de azúcar
6g proteína

4 porciones - tiempo requerido: 20 minutos

Ensalada de patatas de la olla a presión

Ingredientes
250 ml de agua
750 g de patatas, harina, hirviendo y en rodajas
2 cucharadas de aceite de oliva
2 cucharadas de vinagre de arroz
4 cucharadas de perejil picado
1 pizca de sal

- Coloque el inserto de cocción al vapor en la olla. Llene con agua.
- Colocar las patatas en la bandeja de cocción al vapor y cocerlas a alta presión durante cinco minutos.
- Abrir con el método de agua fría.
- Mezclar las cebollas, el vinagre, la pimienta y la sal en un bol.
- Añadir las patatas al vapor y el perejil. Mezclar bien.
- Servir la ensalada caliente.
- Opcional: Si usted quiere tenerlo "grueso", tome papas firmes.

Información nutricional por porción
190 calorías
7,5g Grasa
29,2g Carbohidratos
2,6 g de azúcar
3,2g proteína

4 porciones - tiempo requerido: 25 minutos

Sopa de patatas con puerros

Ingredientes
2 papas, peladas y cortadas en cubitos
600 ml de caldo de verduras
1 hoja de laurel
Media cucharadita de orégano
1 puerro picado
1 cucharada de aceite de oliva
120 ml de leche de coco
2 ramitas de tomillo
3 dientes de ajo molidos
1 pizca de sal

Información nutricional por porción
190 calorías
11g Grasa
22,1g Carbohidratos
3,2 g de azúcar
3g proteína

- Añada el aceite de oliva y el puerro a la sartén y sofría durante un minuto.
- Añadir sal y ajo. Saltear un minuto más.
- Añadir las patatas, caldo de verduras, laurel, orégano y tomillo. Mezclar bien.
- Cerrar la tapa y cocinar durante 8 minutos a alta presión.
- Abrir con el método de agua fría.
- Retirar las hojas de laurel y hacer puré la mezcla.
- Añada la leche de coco y mezcle bien.
- Servir y disfrutar.

4 porciones - tiempo requerido: 30 minutos

Garbanzos con tomate

Ingredientes
600 g de garbanzos, remojados durante la noche
250 g de tomates, en trozos
1 cucharadita de pimentón o paprika en polvo
2 cebollas, picadas en cubitos
90g Fechas, picado fino
Media cucharadita de mezcla de especias
Media cucharadita de semillas de alcaravea
1 pizca de sal

Información nutricional por porción
841 calorías
12,6g Grasa
149,3g Carbohidratos
42,2 g de azúcar
41,1g proteína

- Saltee las cebollas, el agua, la mezcla de especias, las semillas de alcaravea, la pimienta y la sal en una cacerola durante cinco minutos. Revuelva ocasionalmente.
- Añada los tomates, dátiles y garbanzos. Mezcle todo bien.
- Cerrar la tapa y cocinar durante 20 minutos a alta presión.
- Deje que la presión escape normalmente.
- Revuelva bien y sirva.

4 porciones - tiempo requerido: 15 minutos

Garbanzos al curry con patatas

Ingredientes
2 papas, peladas y cortadas en cubitos
150 g de garbanzos, cocidos
Media cucharada de semillas de alcaravea
1 cebolla picada
1 cucharada de aceite de oliva virgen extra
Un cuarto de cucharadita de jengibre
1 cucharadita de cilantro
1 cucharadita de cúrcuma
200 g de tomates, picados
1 pizca de sal

Información nutricional por porción
311 calorías
7,1g Grasa
52,4g Carbohidratos
9,1 g de azúcar
12,5g proteína

- Añada el aceite, las semillas de alcaravea y la cebolla a la cacerola y sofría durante 3 minutos.
- Agregue el jengibre, cilantro, cúrcuma, tomate, sal y papas. Saltear por 2 minutos.
- Ponga agua en la olla.
- Cerrar la tapa y cocinar durante 5 minutos a alta presión.
- Abrir con el método de agua fría.
- Sirviendo.

5 porciones - tiempo requerido: 40 minutos

Frijoles rojos con arroz

Ingredientes
250 g de judías rojas, secas
2 dientes de ajo
1 rama de apio, cortada
1 escocés de pimentón picado
1 cebolla picada
1 pizca de pimienta
1,1kg de arroz
800 ml de agua
1 hoja de laurel
Un cuarto de cucharadita de tomillo
1 pizca de sal

Información nutricional por porción
845 calorías
1,9g Grasa
175,1g Carbohidratos
3,2 g de azúcar
24g proteína

- Agregue todos los ingredientes excepto el arroz a la cacerola y mezcle bien.
- Cerrar la tapa y cocinar durante 25 minutos a alta presión.
- Mientras tanto, hierva el arroz en una olla normal con agua utilizando el método de la hinchazón.
- Deje que la presión escape normalmente y abra.
- Retire las hojas de laurel y mezcle bien.
- Servir y disfrutar con arroz.

2 porciones - tiempo requerido: 45 minutos

Cactáceas de ajo

Ingredientes
200 g de garbanzos

2 hojas de laurel

3 dientes de ajo

1 l agua

- Ponga los garbanzos, la hoja de laurel, el ajo y el agua en una cacerola.
- Cerrar la tapa y cocinar durante 35 minutos. Para procesadores de alimentos: seleccione la función de grano.
- Deje que la presión escape normalmente y abra.
- Servir caliente y disfrutar.

Información nutricional por porción
371 calorías
6,1g Grasa
62,1g Carbohidratos
10,8 g de azúcar
19,6g proteína

4 porciones - tiempo requerido: 30 minutos

Ajo Pastinaccio Gratinado

Ingredientes
650g de chirivía, cortada
Mozzarella vegetariana de 230g
225g de queso crema de verduras
1 cucharada de ajo en polvo
Media cucharada de pimienta
500 ml de caldo de verduras
3 dientes de ajo molidos
2 cucharadas de aceite de oliva

- Añada todos los ingredientes excepto el queso a la cacerola.
- Cerrar la tapa y cocinar durante 4 minutos a alta presión.
- Deje que la presión escape normalmente.
- Abrir la tapa y añadir el queso. Cocine en la sartén durante 5 minutos con los demás ingredientes.
- Sirviendo.

Información nutricional por porción
206 calorías
10,5g Grasa
21,7g Carbohidratos
5,7 g de azúcar
8,2g proteína

4 porciones - tiempo requerido: 15 minutos

Arroz al ajillo

Ingredientes
225 gr. de arroz

300 ml de agua

1 cucharadita de ajo molido

1 pizca de sal

Información nutricional por porción
171 calorías
0,4g Grasa
37,1g Carbohidratos
0,4 g de azúcar
3,1g proteína

- Cocedor a presión normal: Coloque el arroz en la olla al vapor para que no se queme en el suelo. Procesador de alimentos: Poner arroz.
- Añada el ajo, el agua y la sal. Mezclalo todo.
- Con un procesador de alimentos: seleccione la función arroz y cocine.
- Con una olla a presión normal: Cerrar la tapa y dejar hervir durante 10 minutos.
- Abrir con el método de agua fría.
- Mezclar bien y servir.

4 porciones - tiempo requerido: 25 minutos

Habas de Tomate al Ajo

Ingredientes
2 cucharadas de aceite de oliva virgen extra
1 cebolla picada
500 g de frijoles pinta, remojados durante la noche
Media cucharadita de salvia seca
Media cucharadita de orégano
Media cucharadita de ajo en polvo
1 lata de tomates colados
1l agua
1 pizca de pimienta
1 pizca de sal

Información nutricional por porción
485 calorías
8,6g Grasa
78 g de carbohidratos
6,4 g de azúcar
25,7g proteína

- Poner 1 cucharada de aceite de oliva en una cacerola y calentar.
- Cuando esté caliente, añadir la cebolla y freír durante 5 minutos.
- Añadir los frijoles, el agua y el aceite restante. Cerrar la tapa y cocinar durante 15 minutos. Alternativa: Seleccione la función de frijol para un procesador de alimentos.
- Abrir con el método de agua fría.
- Añada los ingredientes restantes. Mezclalo todo.
- Saltee todo durante 15 minutos a fuego lento y con la tapa abierta.
- Disfrútalo.

4 porciones - tiempo requerido: 30 minutos

Sopa de coles y lentejas

Ingredientes
2 cabezas de col verde, trituradas
200 g de lentejas
1 batata, cortada en cubitos
1 hoja de laurel
1l caldo de verduras
2 dientes de ajo molidos
1 cebolla picada
2 zanahorias, cortadas y peladas
1 pizca de sal

- Poner en una olla las lentejas, el ajo, la cebolla, las zanahorias, las batatas, el laurel y el caldo de verduras.
- Cocine durante 20 minutos a alta presión.
- Abrir con el método de agua fría.
- Añada la col y sal. Revuelva continuamente durante 3 minutos.
- Servir y disfrutar.

Información nutricional por porción
231 calorías
1g Grasa
42 g de carbohidratos
6,7 g de azúcar
14,4g proteína

3 porciones - tiempo requerido: 25 minutos

Arroz de Aguacate

Ingredientes
225 gr. de arroz
Medio aguacate
300 ml de caldo de verduras
60 ml de salsa verde
25 g de cilantro, picado
1 pizca de sal
1 pizca de pimienta

- Poner caldo de verduras en una olla.
- Cerrar la tapa y cocinar durante 3 minutos a alta presión.
- Deje que la presión escape normalmente.
- Mezcle la salsa verde, aguacate y cilantro en una batidora hasta obtener una mezcla uniforme.
- Agregue la mezcla de aguacate al arroz y mezcle bien.
- Sazone con sal y pimienta.
- Sirviendo.

Información nutricional por porción
311 calorías
7,4g Grasa
52,8g Carbohidratos
0,7 g de azúcar
7,2g proteína

4 porciones - tiempo requerido: 20 minutos

Deliciosa salsa de manzana

Ingredientes
1,5 kg de manzanas peladas y cortadas en trozos
1 pizca de nuez moscada
60 ml de agua
1 rama de canela
1 cucharadita de miel
1 pizca de sal

- Poner las manzanas, la nuez moscada, el agua y el palito de canela en una cacerola.
- Cerrar la tapa y cocinar durante 5 minutos a alta presión.
- Abrir con el método de agua fría.
- Retirar el palito de canela y revolver la salsa hasta obtener la consistencia deseada.
- Añadir la miel y sazonar al gusto con sal.

Información nutricional por porción
94 calorías
0,4g Grasa
24,7g Carbohidratos
18,9 g de azúcar
0,5g proteína

6 porciones - tiempo requerido: 20 minutos

Deliciosa sopa de zanahoria con patatas

Ingredientes
700 g de patatas, cortadas en cubitos
750 ml de caldo de verduras
1 cebolla picada
1 cucharadita de pimienta
1 zanahoria, picada
2 dientes de ajo molidos
1 cucharada de aceite de oliva

- Calentar el aceite.
- Cuando el aceite esté caliente, añadir las patatas, la cebolla y el ajo. Saltear durante cuatro minutos.
- Cerrar la tapa y cocinar durante 10 minutos a alta presión.
- Deje que la presión escape normalmente.
- Servir y disfrutar.

Información nutricional por porción
106 calorías
3,2g Grasa
15,7g Carbohidratos
2,4 g de azúcar
4,2g proteína

4 porciones - tiempo requerido: 25 minutos

Delicioso risotto de patata a la plancha

Ingredientes
450 gr. de arroz
1 cucharada de pasta de tomate
1 l caldo de verduras
1 patata, cortada en cubitos
4 cucharadas de vino blanco
1 cebolla picada
1 cucharada de aceite de oliva
1 pizca de sal

Información nutricional por porción
442 calorías
4,5g Grasa
88,4g Carbohidratos
2,3 g de azúcar
8g proteína

- Saltee el aceite de oliva y las cebollas en una cacerola durante 4 minutos.
- Añada el arroz y mezcle por 2 minutos.
- Añada el vino blanco y revuelva continuamente hasta que el líquido haya sido absorbido.
- Añadir el caldo de verduras, las patatas, el puré de tomate y la sal. Mezclar bien.
- Cerrar la tapa y cocinar durante 5 minutos a alta presión.
- Deje que la presión escape normalmente.
- Servir caliente.

4 porciones - tiempo requerido: 20 minutos

Calabaza con puré de manzana

Ingredientes
500 g de calabaza a la plancha
2 manzanas, sin semillas y cortadas en trozos
Un cuarto de cucharadita de canela
1 pizca de jengibre
250 ml de agua
2 cucharadas de aceite de coco
1 cebolla picada
1 pizca de sal

Información nutricional por porción
170 calorías
7,2g Grasa
28,4g Carbohidratos
13,2 g de azúcar
1,8g proteína

- Ponga agua en la olla. Preparar el inserto de vaporizador.
- Coloque las manzanas, las cebollas y la calabaza en una bandeja al vapor.
- Espolvorear con sal.
- Cerrar la tapa y dejar hervir durante 8 minutos a alta presión.
- Abrir con el método de agua fría.
- Coloque la mezcla de calabaza en un recipiente. Aplástalo con el apisonador.
- Añada el resto de los ingredientes y mezcle bien.
- Servir y disfrutar.

4 porciones - tiempo requerido: 15 minutos

Calabaza con gachas de avena

Ingredientes
120 g de avena

Media cucharadita de extracto de vainilla

Media cucharadita de mezcla de especias

1 cucharadita de canela en polvo

170g puré de calabaza

600 ml de agua

- Poner los ingredientes en una cacerola y mezclar bien.
- Cerrar la tapa y cocinar durante 3 minutos a alta presión.
- Deje que la presión escape normalmente.
- Revuelva bien y sirva caliente.

Información nutricional por porción
77 calorías
1,2g Grasa
14,8g Carbohidratos
1,8 g de azúcar
2,6g proteína

6 porciones - tiempo requerido: 15 minutos

Sopa de calabaza con pimentón

Ingredientes
500g de puré de calabaza
50 g de pimienta, picada
60 ml de agua
1 pizca de nuez moscada
1 pizca de tomillo
500 ml de leche de coco
1 cebolla picada
500 ml de caldo de verduras
1 cucharadita de perejil picado
2 cucharadas de almidón de maíz
1 pizca de sal

Información nutricional por porción
74 calorías
0g Grasa
13,2g Carbohidratos
7 g de azúcar
6,1g proteína

- Agregue el puré de calabaza, pimienta, cebolla, caldo de verduras, tomillo, leche de coco, sal y nuez moscada a la cacerola. Mezclar bien.
- Cerrar la tapa y cocinar durante 6 minutos a alta presión.
- Deje que la presión escape normalmente.
- Mezclar el almidón de maíz con agua y ponerlo en la cacerola. Revuelva hasta que la sopa esté espesa.
- Adornar con perejil y servir.

4 porciones - tiempo requerido: 20 minutos

Sabrosos fideos con queso

Ingredientes
300 g de pasta sin gluten
60g de mantequilla vegetariana
200 g de queso cheddar rallado
1 taza de crema batida
250 ml de caldo de verduras
1 pizca de pimienta
1 pizca de sal

- Poner la nata montada, los fideos y el caldo de verduras en una cacerola.
- Cierre la tapa y cocine por 7 minutos.
- Abrir la tapa con el método de agua fría.
- Añada la mantequilla y el queso. Revuelva hasta que se derrita.
- Sazone con pimienta y sal.
- Servir y disfrutar.

Información nutricional por porción
553 calorías
43g Grasa
22 g de carbohidratos
1 g de azúcar
20g proteína

4 porciones - tiempo requerido: 20 minutos

Deliciosa Pasta Vegetariana

Ingredientes
480 g de pasta

300 g de brócoli, finamente picado

500 g de puré de tomate

1l agua

- Poner los ingredientes en una cacerola y mezclar bien.
- Cerrar la tapa y cocinar durante 6 minutos a alta presión.
- Abrir con el método de agua fría.
- Revuelva bien y sirva.

Información nutricional por porción
418 calorías
3,2g Grasa
82,7g Carbohidratos
9,8 g de azúcar
17,7g proteína

2 porciones - tiempo requerido: 25 minutos

Arroz delicioso

Ingredientes
225g Arroz Marrón

200 ml de caldo de verduras

200ml de sopa de cebolla o más caldo de verduras alternativamente

4 cucharadas de mantequilla vegetariana

- Poner los ingredientes en una cacerola y mezclar bien.
- Cerrar la tapa y cocinar durante 15 minutos a alta presión.
- Deje que la presión escape normalmente.
- Revuelva bien y sirva.

Información nutricional por porción
591 calorías
27g Grasa
78,2g Carbohidratos
2,4 g de azúcar
10,5g proteína

2 porciones - tiempo requerido: 10 minutos

Sabroso brócoli al vapor

Ingredientes
500 g de brócoli

200 ml de agua

1 pizca de pimienta

1 pizca de sal

- Llene la olla con agua.
- Corte el brócoli en trozos pequeños y colóquelo en una bandeja al vapor.
- Cerrar la tapa y cocer al vapor durante 2 minutos.
- Deje que la presión escape normalmente y abra la tapa.
- Sazone con sal y pimienta.
- Disfruta del calor.

Información nutricional por porción
77 calorías
1g Grasa
15 g de carbohidratos
4g de azúcar
6,4g proteína

6 porciones - tiempo requerido: 15 minutos

Sabroso desayuno en la quinua

Ingredientes
260 Quinoa, lavada

2 cucharadas de jarabe de arce

600 ml de agua

Media cucharadita de extracto de vainilla

1 pizca de canela

Mezcla de bayas y almendras para adornar

- Ponga todos los ingredientes excepto almendras y bayas en la olla. Mezclar bien.
- Cerrar la tapa y dejar hervir durante un minuto a alta presión.
- Deje que la presión escape normalmente.
- Servir el plato entero adornado con almendras y bayas.

Información nutricional por porción
176 calorías
2,5g Grasa
32 g de carbohidratos
4,1 g de azúcar
6,1g proteína

4 porciones - tiempo requerido: 40 minutos

Arroz de lente

Ingredientes
350g Arroz Marrón
200 g de lentejas secas
3 dientes de ajo molidos
1 cebolla picada
1 cucharada de aceite de oliva
1 cucharada de tomillo
225g de patata, cortada en cubitos
800 ml de caldo de verduras
1 pizca de pimienta
1 pizca de sal

Información nutricional por porción
504 calorías
6,2g Grasa
92,9g Carbohidratos
4,1 g de azúcar
19,5g proteína

- Saltee las cebollas, el aceite y el ajo en una cacerola durante cinco minutos.
- Añada los ingredientes restantes.
- Cerrar la tapa y cocinar durante 20 minutos a alta presión.
- Deje que la presión escape normalmente.
- Servir caliente.

4 porciones - tiempo requerido: 40 minutos

Tazón de Arroz con Lente

Ingredientes
200g Lentejas marrones, secas
1 cucharada de tomillo en polvo
1 rama de romero
225 g de patatas, peladas y cortadas en cubitos
330g Arroz Marrón
900 ml de agua
2 dientes de ajo molidos
75g de cebollas cortadas en cubos
1 cucharada de aceite de oliva

Información nutricional por porción
482 calorías
6g Grasa
89 g de carbohidratos
2g de azúcar
18,4g proteína

- Calentar el aceite de oliva en una cacerola.
- Cuando el aceite esté caliente, añadir la cebolla y saltear durante 5 minutos.
- Añada el ajo y sofría durante 1 minuto.
- Añada el resto de los ingredientes, mezcle bien y cierre la tapa.
- Cocine por 20 minutos a alta presión.
- Deje que la presión escape normalmente y abra la tapa.
- Mezclar y servir.

6 porciones - tiempo requerido: 25 minutos

Frijoles mongoles con arroz

Ingredientes
500 gr. de arroz
2 cucharadas de cilantro picado
1 cucharada de aceite de oliva
1 cucharadita de cúrcuma
100g de judías mungo
1 cucharada de mantequilla vegetariana
500 ml de caldo de verduras
Media cucharadita de sal

Información nutricional por porción
263 calorías
4,7g Grasa
49,6g Carbohidratos
0 g de azúcar
4,5g proteína

- Enjuague y seque las habichuelas mung.
- Poner la mantequilla y el aceite de oliva en una cacerola y saltear.
- Cuando el aceite esté caliente, agregue la cúrcuma y mezcle durante 30 segundos.
- Añada el arroz y los frijoles mung y mezcle bien.
- Añadir sal y caldo de verduras.
- Cerrar la tapa y cocinar durante 6 minutos a alta presión.
- Deje que la presión escape normalmente y abra la tapa.
- Adornar con cilantro.
- Sirviendo.

4 porciones - tiempo requerido: 15 minutos

Quinua de éxito perfecto

Ingredientes
340g Quina

2 cucharadas de perejil, finamente picado

zumo de limón

750 ml de agua

1 pizca de sal

- Poner los ingredientes en una cacerola.
- Cerrar la tapa y cocinar durante 1 minuto a alta presión.
- Deje que la presión escape normalmente.
- Servir caliente.

Información nutricional por porción
314 calorías
5,2g Grasa
54,7g Carbohidratos
0 g de azúcar
12,1g proteína

4 porciones - tiempo requerido: 30 minutos

Risotto de champiñones

Ingredientes
450g de arroz arbóreo
2 cucharaditas de aceite de oliva virgen extra
15g de mantequilla vegetariana
100g de queso parmesano Vegano, rallado
1l caldo de verduras
4 cucharadas de vino tinto
1 rama de tomillo
250 g de champiñones, cortados por la mitad
1 cebolla picada
1 pizca de pimenta
1 pizca de sal

Información nutricional por porción
618 calorías
18,3g Grasa
84,3g Carbohidratos
3,8 g de azúcar
27,4g proteína

- Calentar el aceite de oliva en una sartén.
- Cuando el aceite esté caliente, añadir las cebollas y sofreírlas.
- Añadir las setas y el tomillo. Saltéalos también.
- Añada el arroz y mezcle por 2 minutos.
- Añadir el caldo de verduras y el vino tinto.
- Agregue la pimienta y sal para sazonar.
- Cerrar la tapa y cocinar durante 7 minutos a alta presión.
- Abrir la tapa con agua fría.
- Añada la mantequilla y el queso y mezcle hasta que estén completamente derretidos. Disfruta del calor.

4 porciones - tiempo requerido: 20 minutos

Repollo rojo agridulce

Ingredientes
600 g de col roja, cortada en trozos pequeños
2 dientes de ajo molidos
1 cebolla picada
1 cucharada de aceite de oliva virgen extra
1 cucharada de vinagre de sidra
150 g de puré de manzana
250 ml de agua
1 pizca de pimienta
1 pizca de sal

Información nutricional por porción
83 calorías
3,7g Grasa
12,6g Carbohidratos
7,6 g de azúcar
1,8g proteína

- Calentar el aceite de oliva en una cacerola.
- Añada la cebolla y el ajo al aceite caliente y sofría durante dos minutos.
- Añada el resto de los ingredientes y mezcle bien.
- Cerrar la tapa y cocinar durante 10 minutos a alta presión.
- Abrir con el método de agua fría.
- Revuelva bien y sirva.

4 porciones - tiempo requerido: 6 horas 10 minutos

Patatas calientes con maíz

Ingredientes
350 g de maíz
500 g de patatas, cortadas en cubitos
1 cucharada de ajo en polvo
Media cucharada de pimienta
750 ml de caldo de verduras
2 dientes de ajo molidos
1 cucharada de almidón de maíz
3 cucharadas de pimiento rojo
1 cucharada de chile en polvo
3 cucharadas de aceite de oliva

Información nutricional por porción
310 calorías
12,8g Grasa
44,1g Carbohidratos
9,4 g de azúcar
9,5g proteína

- Poner los ingredientes en una cacerola y mezclar bien.
- Cierre la tapa y cocine a fuego lento durante 6 horas a fuego lento.
- Servir con arroz como guarnición.

6 porciones - tiempo requerido: 25 minutos

Frijoles negros calientes con chile quinoa

Ingredientes
85 g de Quinoa
450g Frijoles Negros, remojados
450 g de tomates, en trozos
2 cucharadas de pasta de tomate
1l caldo de verduras
2 palitos de apio, cortados
1 cucharadita de chile en polvo
1 cucharadita de cilantro
2 cucharaditas de semillas de alcaravea
2 cucharaditas de pimentón en polvo
3 dientes de ajo molidos
1 cebolla picada
3 batatas, peladas y cortadas en cubitos

- Agregue los ingredientes a la cacerola y mezcle bien.
- Cerrar la tapa y cocer durante 12 minutos a alta presión.
- Abrir con el método de agua fría.
- Revuelva bien y sirva.

Información nutricional por porción
341 calorías
3,3g Grasa
59,3g Carbohidratos
6,1 g de azúcar
21g proteína

6 porciones - tiempo requerido: 15 minutos

Pasta rápida y fácil

Ingredientes
500 gr. de pasta

1 taza de crema de café

450 g de brócoli

450g de Cheddar Vegano, rallado

1l agua

Información nutricional por porción
580 calorías
30,1g Grasa
48,7g Carbohidratos
1,6 g de azúcar
29,4g proteína

- Poner la pasta, el brócoli y el agua en la cacerola y mezclar bien.
- Cocine durante 4 minutos a alta presión.
- Abrir con el método de agua fría.
- Añadir el queso y la crema. Saltee el contenido de la olla lentamente y revuelva hasta que el queso esté completamente derretido.
- Servir y disfrutar.

4 porciones - tiempo requerido: 15 minutos

Ensalada rápida de Quinoa y col rizada

Ingredientes
170 g de Quinoa

70 g de col, picada

400 ml de caldo de verduras

4 cucharadas de edamame, cocido

Media cucharada de sal de ajo

Información nutricional por porción
197 calorías
3,8g Grasa
32,3g Carbohidratos
0,9 g de azúcar
9,1g proteína

- Poner en una cacerola la quinoa, caldo de verduras, col y sal. Mezclar bien.
- Cerrar la tapa y cocinar durante 8 minutos a alta presión.
- Deje que la presión escape normalmente.
- Colocar la mezcla en un recipiente.
- Cocer el edamame en agua hirviendo durante 5-10 minutos en una sartén normal.
- Añada Edamame cocido a la mezcla en el recipiente. Mezclar bien.
- Listo.

3 porciones - tiempo requerido: 15 minutos

Arroz rápido con limón

Ingredientes
225 gr. de arroz

2 cucharadas de aceite de oliva virgen extra

300 ml de agua

3 cucharadas de cilantro picado

1 cucharada de jugo de limón

1 pizca de sal

Información nutricional por porción
305 calorías
9,8g Grasa
49,4g Carbohidratos
0,2 g de azúcar
4,4g proteína

- Añadir 1 cucharada de aceite de oliva, arroz, agua y sal a la sartén. Mezclar bien.
- Cerrar la tapa y dejar hervir durante tres minutos a alta presión.
- Deje que la presión escape normalmente.
- Mezclar el resto del aceite, el jugo de limón y el cilantro en un tazón.
- Añada el arroz en el bol y mezcle bien.
- Sirviendo.

4 porciones - tiempo requerido: 20 minutos

Gratinado de batata rápida

Ingredientes
500 g de boniatos en rodajas
200g de queso cheddar vegetariano
200 g de queso crema
1 cucharada de ajo en polvo
1 cucharadita de chile en polvo
500 ml de caldo de verduras
3 dientes de ajo molidos
2 cucharadas de aceite de oliva

- Añada todos los ingredientes excepto el queso a la cacerola.
- Cerrar la tapa y cocinar durante cuatro minutos a alta presión.
- Deje que la presión escape normalmente.
- Adornar con queso y cocerlo a fuego lento durante 5 minutos para que el queso se asiente.
- Sirviendo.

Información nutricional por porción
227 calorías
8g Grasa
35,2g Carbohidratos
1,5 g de azúcar
4,8g proteína

2 porciones - tiempo requerido: 20 minutos

Risotto rápido y fácil

Ingredientes
120 g de arroz arbóreo
250 ml de caldo de verduras
1 cucharadita de mantequilla vegetariana
2 cucharadas de perejil picado
2 cebolletas tiernas, picadas
3 cucharaditas de vino blanco
1 pizca de sal

Información nutricional por porción
232 calorías
6,3g Grasa
39,4g Carbohidratos
0 g de azúcar
3,7g proteína

- Saltear la mitad de la mantequilla en una cacerola.
- Añada el perejil y la cebolla tierna. Saltear por 2 minutos.
- Agregue el arroz y revuelva continuamente hasta que esté dorado.
- Añadir el vino blanco y el caldo de verduras. Sazone con sal. Revuelva bien.
- Cerrar la tapa y cocinar durante 10 minutos a alta presión.
- Abrir con el método de agua fría.
- Añada la mantequilla restante y mezcle hasta que se derrita.
- Servir caliente.

4 porciones - tiempo requerido: 50 minutos

Frijoles al horno caseros

Ingredientes
200g Judías marinas
120 ml de agua
120 ml de caldo de verduras
4 cucharadas de pasta de tomate
Media cucharada de vinagre balsámico
Media cucharada de salsa Worcestershiresauce
Media cucharadita de mostaza
Media cucharadita de pimienta
Media cebolla, picada en cubitos
1 cucharada de aceite de oliva
200 g de tomates, picados
1 pizca de sal

Información nutricional por porción
233 calorías
4,5g Grasa
38 g de carbohidratos
6g de azúcar
13g proteína

- Remoje los frijoles de la Marina por 8 horas.
- Poner el aceite de oliva en una cacerola y calentar.
- Cuando el aceite esté caliente, añadir las cebollas y saltear.
- Añada el caldo de verduras y los ingredientes restantes y mezcle bien.
- Cierre la tapa y cocine por 30 minutos.
- Luego cocine a fuego lento con la tapa abierta hasta que todo el líquido haya sido absorbido.
- Servir caliente y disfrutar.

6 porciones - tiempo requerido: 40 minutos

Salsa Casera

Ingredientes
2200 g de tomates pelados, sin hueso y cortados en cubitos
180 ml de pasta de tomate
100g de jalapeño-paprika, picado
3 cebollas, picadas en cubitos
2 pimientos verdes, picados
4 cucharadas de cilantro
2 cucharadas de pimienta de cayena
3/2 cucharadas de ajo en polvo
120 ml de vinagre
1 cucharada de sal

Información nutricional por porción
140 calorías
1,4g Grasa
30,2g Carbohidratos
17,5 g de azúcar
6,1g proteína

- Agregue los ingredientes a la cacerola y mezcle bien.
- Cerrar la tapa y cocinar durante 30 minutos a alta presión.
- Deje que la presión escape normalmente.
- Dejar enfriar y servir.

2 porciones - tiempo requerido: 20 minutos

Calabaza de espagueti hecha fácil

Ingredientes
1 Calabaza de espagueti

250 ml de agua

- Ponga agua en una cacerola.
- Coloque la calabaza en una bandeja de cocción al vapor.
- Cierre la tapa y cocine por 12 minutos.
- Abrir con el método de agua fría.
- Cortar la calabaza en trozos y retirar las semillas.
- Sirva con una deliciosa salsa de su elección.
- Listo.

Información nutricional por porción
35 calorías
0,7g Grasa
7,8g Carbohidratos
0 g de azúcar
0,7g proteína

4 porciones - tiempo requerido: 20 minutos

Guisantes partidos curry

Ingredientes
225 g de guisantes partidos
1 tomate, cortado en rodajas
1 taza de yogur natural
1 cucharada de aceite de oliva
1 pimiento picado
1 cucharadita de mantequilla vegetariana
1 diente de ajo molido
Media cucharadita de Garam Masala
Un cuarto de cucharadita de cúrcuma
Media cucharadita de mostaza seca
2 cucharaditas de jengibre molido
500 ml de agua
2 cucharadas de cilantro picado
Un cuarto de cucharadita de Asant

Información nutricional por porción
237 calorías
5,6g Grasa
35,1g Carbohidratos
6g de azúcar
13,6g proteína

- Enjuague los guisantes partidos.
- Calentar el aceite de oliva en una cacerola.
- Cuando el aceite esté caliente, añadir Asant y mostaza seca. Revuelva por un minuto.
- Añada las cebollas y el ajo y sofría.
- Añadir el resto de los ingredientes, excepto el cilantro, la sal y la garam masala.
- Cerrar la tapa y cocinar durante 10 minutos a alta presión.
- Abrir con el método de agua fría.
- Añada Garam Masal y sal y mezcle bien.
- Adornar con cilantro. Servir con arroz como guarnición.

6 porciones - tiempo requerido: 40 minutos

Sopa de guisantes partidos

Ingredientes
500 g de guisantes partidos, secos
1 cebolla picada
50g de zanahorias, picadas
Un cuarto de pimiento, picado
1,7l de agua
2 cucharadas de mezcla de condimentos de su elección
1 pizca de pimienta

- Mezcle bien todos los ingredientes en una cacerola.
- Cerrar la tapa y dejar hervir durante 35 minutos.
- Deje que la presión escape normalmente y abra la tapa.
- Revuelva bien y sirva.

Información nutricional por porción
275 calorías
1g Grasa
50 g de carbohidratos
7,8 g de azúcar
19g proteína

2 porciones - tiempo requerido: 25 minutos

Arroz español

Ingredientes
120 g de arroz
1 pizca de pimienta
1 pizca de chile en polvo
Media pimienta, picada
1 tomate, cortado en rodajas
200 ml de caldo de verduras
3/2 cucharadita de pasta de tomate
Media cebolla, picada en cubitos

- Poner los ingredientes en una cacerola.
- Cerrar la tapa y dejar hervir durante 8 minutos a alta presión.
- Deje que la presión escape normalmente y abra.
- Revuelva bien y sirva.

Información nutricional por porción
206 calorías
0,6g Grasa
45,6g Carbohidratos
5g de azúcar
4,8g proteína

4 porciones - tiempo requerido: 25 minutos

Risotto de calabaza y espinaca

Ingredientes
350g de arroz arbóreo
700 gr. de espinaca
1 pizca de orégano
Media cucharadita de cilantro
75 g de setas
120 ml de vino blanco
120g
Calabaza de nuez de mariposa,
pelado y
jugado en dados
1 pimienta
Dos dientes de ajo, moler
1 cebolla picada
1 cucharada de aceite de oliva
1 pizca de pimienta
1 pizca de sal

Información nutricional por porción
397 calorías
5,4g Grasa
70,4g Carbohidratos
4,6 g de azúcar
11,3g proteína

- Saltear el aceite de oliva en una cacerola.
- Cuando el aceite esté caliente, añadir la cebolla, la calabaza, la pimienta y el ajo. Saltear durante 5 minutos.
- Añada el arroz y mezcle bien hasta que forme una masa uniforme.
- Añada el resto de los ingredientes y mezcle bien.
- Cerrar la tapa y dejar hervir durante cinco minutos a alta presión.
- Abrir con el método de agua fría.
- Mezclar y servir.

8 porciones - tiempo requerido: 15 minutos

Baño de espinacas y alcachofas

Ingredientes
300 gr. de espinaca
450 g de corazones de alcachofa
1 cucharadita de cebolla en polvo
2 dientes de ajo
120 ml de mayonesa
120 ml de nata agria
120 ml de caldo de verduras
240g de queso mozzarella vegano rallado
420 g de queso parmesano vegano rallado
240g de queso crema vegetariano

- Añada todos los ingredientes excepto el queso a la cacerola y mezcle bien.
- Cerrar la tapa y cocinar durante 5 minutos a alta presión.
- Abrir con el método de agua fría.
- Añada el queso y revuelva hasta que se haya acabado.
- Sirviendo.

Información nutricional por porción
455 calorías
33,7g Grasa
12,2g Carbohidratos
1,8 g de azúcar
28,9g proteína

2 porciones - tiempo requerido: 15 minutos

Arroz dulce integral

Ingredientes
225g Arroz Marrón

2 cucharadas de jarabe de arce

350 ml de agua

- Poner los ingredientes en una cacerola.
- Cerrar la tapa y cocinar durante 8 minutos a alta presión.
- Deje que la presión escape normalmente.
- Servir caliente y disfrutar.

Información nutricional por porción
396 calorías
2,6g Grasa
85,8g Carbohidratos
11,9 Azúcar
7,1g proteína

4 porciones - tiempo requerido: 30 minutos

Estofado de batata al horno

Ingredientes
500 ml de agua
2 batatas, peladas y cortadas en rodajas
40 nuez de pacana molida
2 cucharadas de nata montada
3 cucharadas de leche de coco
1 pizca de nuez moscada
Media cucharadita de canela
3 cucharadas de mantequilla vegetariana
1 cucharada de harina
60 Azúcar de coco
60 g de azúcar de caña

Información nutricional por porción
334 calorías
14,3g Grasa
50,9g Carbohidratos
17,7 g de azúcar
2,4g proteína

- Añada 250 ml de agua a la sartén. Coloque las patatas cortadas en el inserto de cocción al vapor.
- Cerrar la tapa y cocinar durante 8 minutos a alta presión.
- Abrir con el método de agua fría.
- Ponga las patatas en un tazón.
- Añada el azúcar de coco, 2 cucharadas de mantequilla, nuez moscada, vainilla y canela. Mezclar bien con el mezclador hasta que se forme una mezcla suave.
- Añadir la leche de coco y la nata montada. Mezclando.
- Vierta la mezcla en la cazuela.
- Mezclar 1 cucharada de mantequilla, harina y azúcar de caña, así como nuez de pacana y ponerla en la cazuela como guarnición.
- Coloque el platillo en la olla a presión. Agregue 250 ml de agua a la sartén y coloque la cacerola encima del platillo.
- Cerrar la tapa y cocinar durante 13 minutos a alta presión.
- Abrir con el método de agua fría.
- Servir y disfrutar.

6 porciones - tiempo requerido: 15 minutos

Espaguetis dulces

Ingredientes
500 g de espaguetis
2 cucharaditas de albahaca
2 dientes de ajo molidos
1 cebolla picada
2 cucharadas de aceite de oliva
600 ml de agua
1 lata de tomates colados
90 g de pasta de tomate
800 g de tomates, cortados en rodajas
1 pizca de chile picante
1 cucharadita de azúcar de caña
2 cucharaditas de perejil
1 cucharadita de orégano
1 pizca de sal
1 pizca de pimienta

Información nutricional por porción
325 calorías
6,8g Grasa
56,9g Carbohidratos
10,1 g de azúcar
11,6g proteína

- Calentar el aceite de oliva en una sartén.
- Cuando esté caliente, agregue las cebollas y sofría por 2 minutos.
- Añada el ajo y sofría durante un minuto.
- Agregue los ingredientes restantes y mezcle bien.
- Cerrar la tapa y cocinar durante 5 minutos a alta presión.
- Deje que la presión escape normalmente.
- Revuelva y sirva.

4 porciones - tiempo requerido: 6 horas 10 minutos

Tofu con brócoli y calabacines

Ingredientes
2 bloques de tofu, cortados en cubitos
90 g de brócoli
1 calabacín, cortado en cubitos
1 cda. de azúcar de coco
1 cucharada de ajo en polvo
Media cucharada de pimienta
1 cda. de pimiento picante
120ml Vinagre de Manzana
500 ml de salsa de tomate
1 cda. de jengibre
3 cucharadas de salsa de soja
2 cucharadas de aceite de oliva

Información nutricional por porción
162 calorías
9,5g Grasa
15,3g Carbohidratos
8,7 g de azúcar
7,1g proteína

- Poner los ingredientes en una cacerola y mezclar bien.
- Cierre la tapa y cocine a fuego lento durante 6 horas con un paso suave.
- Listo. Se recomienda el arroz como guarnición.

4 porciones - tiempo requerido: 15 minutos

Sopa de frijoles con apio

Ingredientes
1 lata de frijoles blancos, remojados durante la noche
2 dientes de ajo molidos
2 cucharadas de aceite de oliva virgen extra
400 g de tomates en rodajas
1 cebolla picada
750 ml de caldo de verduras
2 palitos de apio, cortados
1 zanahoria, picada
1 pizca de pimienta
1 pizca de sal

Información nutricional por porción
411 calorías
8g Grasa
64 g de carbohidratos
4g de azúcar
23,2g proteína

- Calentar el aceite de oliva en una cacerola.
- Cuando esté caliente, freír la cebolla, las zanahorias, el ajo y el apio.
- Añada los tomates y mezcle bien.
- Añadir las judías blancas y el caldo de verduras.
- Cerrar la tapa y cocinar durante 10 minutos a alta presión.
- Deje que la presión escape normalmente y abra.
- Sazone con pimienta y sal.
- Revuelva y sirva.

6 porciones - tiempo requerido: 15 minutos

Puré de verduras

Ingredientes
1,5k patatas, peladas y cortadas en cubos
4 cucharadas de crema de café
30g de mantequilla vegetariana
250 ml de caldo de verduras
1 pizca de sal
1 pizca de pimienta

Información nutricional por porción
210 calorías
5,5g Grasa
36 g de carbohidratos
2,8 g de azúcar
5g proteína

- Colocar el inserto de cocción al vapor en la olla y verter en el caldo de verduras.
- Añadir las patatas y cerrar la tapa.
- Cocine por 8 minutos a alta presión.
- Abrir con el método de agua fría.
- Ponga las patatas en un recipiente grande y aplástelas allí.
- Añada los ingredientes restantes. Mezclar bien.
- Disfrute de caliente y delicioso caliente.

3 porciones - tiempo requerido: 25 minutos

Arroz Jalapeno picante

Ingredientes
225g Arroz Marrón

60 ml de pasta de tomate

1 cebolla picada

1 pimentón jalapeño, cortado en trozos

2 dientes de ajo molidos

Media cucharadita de sal

Información nutricional por porción
266 calorías
1,9g Grasa
56,7g Carbohidratos
4,4 g de azúcar
6,3g proteína

- Poner el aceite de oliva y la cebolla en una cacerola. Saltear durante 3 minutos.
- Añada el ajo y sofría durante un minuto.
- Añada el arroz integral, la jalapenopaprika, la pasta de tomate y la sal. Mezclar bien.
- Agregue agua y revuelva de nuevo.
- Cerrar la tapa y cocinar durante 15 minutos a alta presión.
- Deje que la presión escape normalmente.
- Servir y disfrutar.

4 porciones - tiempo requerido: 15 minutos

Fideos de calabacín con ajo

Ingredientes
3 calabacines en forma de espiral
1 cucharada de ajo en polvo
Media cucharada de pimienta
500 ml de caldo de verduras
2 dientes de ajo molidos
100 g de zanahorias en espiral
2 cucharadas de aceite de oliva

- Cortar los calabacines y las zanahorias con una cuchilla espiral.
- Poner los ingredientes en una cacerola.
- Cerrar la tapa y cocinar durante 4 minutos a alta presión.
- Deje que la presión escape normalmente.
- Servir caliente.

Información nutricional por porción
137 calorías
8g Grasa
13,3g Carbohidratos
6,1 g de azúcar
5,2g proteína

10 porciones - tiempo requerido: 20 minutos

Sopa de cebolla con patatas

Ingredientes
1,2 kg de patatas, cortadas en cubitos
6 dientes de ajo molidos
150g de cebollas cortadas en cubos
2l caldo de verduras
1 cda. de sal condimentada
25g de queso cheddar vegetariano, rallado
400 g de queso crema doble

- Añada el caldo de verduras, las papas, el ajo, la cebolla y la sal a la olla.
- Cerrar la tapa y dejar hervir durante 10 minutos.
- Abrir con el método de agua fría.
- Añadir el doble de queso crema y mezclar hasta que todo se distribuya uniformemente y se forme una mezcla. Decorar con queso rallado.
- Revuelva y sirva.

Información nutricional por porción
228 calorías
16,2g Grasa
15,1g Carbohidratos
2g de azúcar
5,5g proteína

Impronta

Editor:
BookRix GmbH & Co. sociedad comanditaria
Sonnenstrasse 23
80331 Munich
Alemania

Imágenes: depositphotos. com; @ operafoto; @nad. loboda. gmail. com; @ Layue; @eldeiv; @ IriGri

Edición impresa rústica:
Amazon Media EU S. à. r. l.
5 Rue Plaetis
L-2338 Luxemburgo

Encuadernadora de anillas/tapa dura impresa:
epubli, un servicio de neopubli GmbH, Berlín

Made in the USA
Middletown, DE
23 May 2018